BEI GRIN MACHT SICH IHR WISSEN BEZAHLT

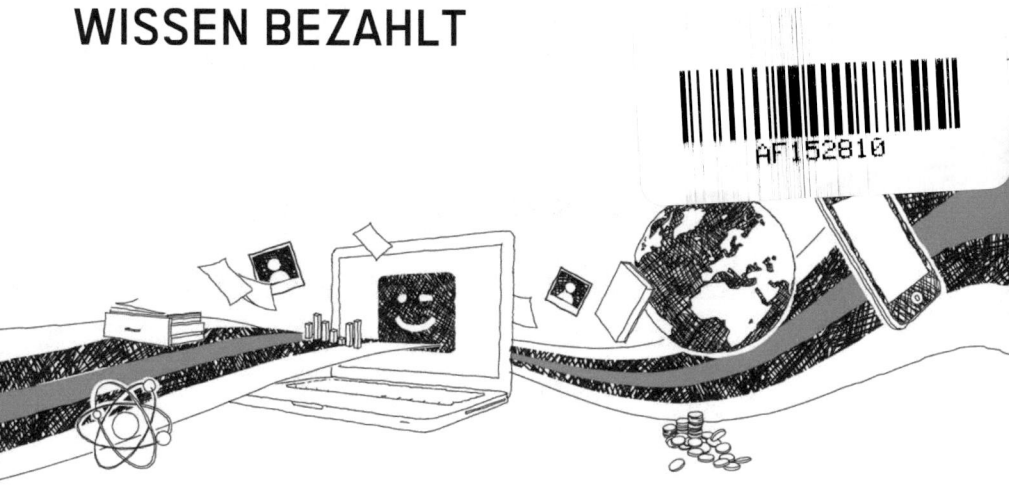

- Wir veröffentlichen Ihre Hausarbeit, Bachelor- und Masterarbeit

- Ihr eigenes eBook und Buch - weltweit in allen wichtigen Shops

- Verdienen Sie an jedem Verkauf

Jetzt bei www.GRIN.com hochladen und kostenlos publizieren

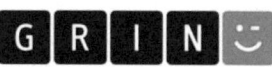

IFS-Zertifizierung bei einem Soja-Unternehmen. Qualitätssteigerung und Verbrauchervertrauen

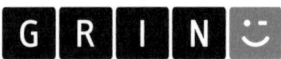

Bibliografische Information der Deutschen Nationalbibliothek:

Die Deutsche Nationalbibliothek verzeichnet diese Publikation in der Deutschen Nationalbibliografie; detaillierte bibliografische Daten sind im Internet über http://dnb.d-nb.de abrufbar.

ISBN: 9783389053683
Dieses Buch ist auch als E-Book erhältlich.

Druck und Bindung: Books on Demand GmbH, Norderstedt Germany
Gedruckt auf säurefreiem Papier aus verantwortungsvollen Quellen

Das vorliegende Werk wurde sorgfältig erarbeitet. Dennoch übernehmen Autoren und Verlag für die Richtigkeit von Angaben, Hinweisen, Links und Ratschlägen sowie eventuelle Druckfehler keine Haftung.

Das Buch bei GRIN: https://www.grin.com/document/1493581

Prüfungsleistung im Kurs „Gütesiegel für Lebensmittel und Verbraucherschutz" (DLBEWWQME02):

Thema der Fallstudie:

Vorbereitung auf ein IFS Audit in einem Soja-verarbeitenden Betrieb

Erstfassung

Abgabedatum: 17.01.2024

Inhaltsverzeichnis

Abbildungsverzeichnis

- Abbildung 1: Der Produkt- und Prozessansatz eines IFS Audits (IFS, 2023, S. 18)

Tabellenverzeichnis

1   Einleitung

Lebensmittelqualität ist Verbrauchern[1] sehr wichtig. Sind Kunden zufrieden mit einem Produkt, werden sie dieses wahrscheinlich wieder kaufen. Gleichzeitig werden Siegel immer bedeutsamer und ungefähr die Hälfte achtet beim Einkauf auf bestimmte (Qualitäts-)Siegel. Dabei haben 74% der Deutschen Vertrauen in die Sicherheit von Lebensmitteln (BMEL, 2020). Die Verbraucher möchten sichere Lebensmittel einkaufen und achten dabei auf objektive, ehrliche Botschaften zu den Produkten – sie wollen den Herstellern vertrauen (Ellrott, 2012). Eine Zertifizierung gibt dem Kunden also eine Art Versprechen über die hohe Qualität des Produkts und kann so für das Unternehmen zu gesteigerten Umsätzen führen, da das Vertrauen der Kunden in die Firma gestärkt wird.

Das Ernährungsverhalten der Menschen verändert sich stetig. So sinkt der Verbrauch von Kuhmilch auch in Deutschland jedes Jahr weiter. Im Jahr 2021 sank der Pro-Kopf-Verbrauch gegenüber dem Vorjahr um 4,4%. Milchalternativen und Milchalternativprodukte werden immer beliebter (Stücher, n.D.). Die Gründe für den Kauf von vegetarischen und veganen Alternativen sind dabei vielfältig. So spielen Neugier, Tierwohl, das Klima, Gesundheit sowie der Geschmack eine ausschlaggebende Rolle (BMEL, 2020). Die Kombination aus einer steigenden Nachfrage an Milchersatzprodukten und einem erhöhten Bewusstsein für Lebensmittelqualität und -sicherheit haben insbesondere die Milchersatzprodukte herstellenden Firmen, die sich entsprechend zertifizieren lassen einen Wettbewerbsvorteil.

Die nachfolgende Fallstudie beleuchtet daher zunächst die konkrete Problematik der Firma SOJALEBEN, die sich auf die Produktion von soja-basierten Milchersatzprodukten spezialisiert hat. Es wird der Fallhintergrund sowie die auftretenden Herausforderungen beschrieben. Es wird ein Grobkonzept für die Vorbereitung auf ein IFS Audit vorgestellt und dafür Schritte sowie ein Zeitplan definiert. Ebenfalls wird ein Aufgabenplan erstellt, der die verschiedenen Aufgaben unterschiedlichen Funktionen in der Firma zuordnet. Abschließend wird ein Fazit gezogen werden.

---

[1] Aus Gründen des besseren Leseflusses wird in der nachfolgenden Arbeit ausschließlich das generische Maskulin verwendet. Es sind alle Geschlechter angesprochen.

2   Fallvorstellung

Die Firma SOJALEBEN befindet sich in Familienbesitz, beschäftigt 50 Mitarbeiter und ist in Österreich bekannt für ihre sojabasierten Produkte. Diese werden hauptsächlich als Milchersatzprodukte in Großküchen und Catering-Firmen eingesetzt, aber auch als Ergänzung für einen gesunden Lebensstil in verschiedenen Wellness-Hotels angeboten. Zur Produktpalette gehören Sojamilch, Soja-Pudding (Vanille und Schokolade) und Soja-Cuisine. Zusätzlich beliefert sie neuerdings einen Supermarkt-Konzern. Dafür strebt SOJALEBEN eine IFS-Zertifizierung an und bereitet sich intensiv darauf vor.

Die Firma soll nun auf das in zehn Wochen anstehende Audit vorbereitet werden. Im Rahmen der Auditierung nach dem IFS Food-Standard überprüft der Auditor, ob das Qualitätsmanagement- und Lebensmittelsicherheitssystem des Unternehmens dokumentiert, umgesetzt, eingehalten und kontinuierlich verbessert wird. Während des Audits wird das gesamte Unternehmen geprüft. Sowohl die Dokumentation als auch die Prozesse werden dabei objektiv begutachtet.

3   IFS-Zertifizierung

Der IFS-Food Standard ist ein „Standard zur Auditierung von Produkt- und Prozesskonformität in Bezug auf Lebensmittelsicherheit und -qualität" (IFS, 2023, S. 1). Er gilt für die Hersteller von Lebensmittelprodukten. Hierbei wird von einem externen Auditor geprüft, ob verschiedene Qualitätsstandards in Bezug auf Qualitätsmanagement und Lebensmittelsicherheit eingehalten werden.

Dabei ist die IFS-Zertifizierung eine Produkt- und Prozesszertifizierung. Daher läuft das Audit eines Betriebes nach einem bestimmten Produkt- und Prozessansatz ab.

Zunächst werden Produktproben genommen, die risikobasiert ausgewählt werden, um möglichst eine repräsentative Auswahl aller Produkte und Prozesse abzubilden. Dies schließt Rückverfolgbarkeitstest mit ein. Die Vor-Ort-Evaluation nimmt den größten Anteil ein, hier werden nach bestimmten Kriterien die verschiedenen Auditanforderungen getestet. Es folgt eine Überprüfung von Dokumentationen und Aufzeichnungen und dient dazu, die vor Ort gesammelten Informationen zu verifizieren. Abschließend gibt es eine Besprechung, in der Auditfeststellungen präsentiert werden (Abbildung 1).

[Hinweis der Redaktion: Diese Abbildung musste aus technischen Gründen entfernt werden.]

Abbildung 1: Der Produkt- und Prozessansatz eines IFS Audits (IFS, 2023, S. 18)

Zu den Auditanforderungen zählen die Prüfkriterien:

- Unternehmensverantwortung
- Qualitäts- und Lebensmittelsicherheits-Managementsystem
- Ressourcenmanagement
- Planung und Herstellungsprozess
- Messungen, Analysen, Verbesserungen
- Produktschutz (food defense)-Plan und externe Kontrollen

Im Auditbericht werden die Anforderungen gemäß eines Punktesystems bewertet. Hierbei gibt es Kriterien, die eine höhere Wichtigkeit aufweisen. Die sogenannten KO-Kriterien führen bei Nichteinhaltung sofort dazu, dass kein Zertifikat erhalten wird. Wird max. ein Kriterium als Major eingestuft, kann durch Durchführung weiterer Maßnahmen eine Zertifizierung noch erreicht werden (IFS, 2023). Liegt das Gesamtergebnis über 75% und wurde maximal ein Major nicht eingehalten, so erfolgt eine Zertifizierung unter der Voraussetzung, dass Korrekturen umgesetzt werden.

4 Grobkonzept zur Vorbereitung auf das IFS-Audit

Im Anschluss soll ein Grobkonzept vorgestellt werden, dass SOJALEBEN helfen soll, sich optimal auf das Audit vorzubereiten. Um die vom Auditor zu prüfenden Themen optimal in den Kontext der Firmenausrichtung zu integrieren, wurde die nachfolgende Einteilung vorgenommen. Das Grobkonzept dient zunächst der optimalen Vorbereitung und sagt nichts darüber aus, ob Unterpunkte durch SOJALEBEN schon erreicht werden. Sollte in der Zusammenarbeit mit SOJALEBEN festgestellt werden, dass einige Punkte schon zur Zufriedenheit vorhanden sind, können diese dann überprüft und abgehakt werden.

4.1 Unternehmensführung und -verpflichtung

Um die Anforderungen des ersten Unterpunktes zu erfüllen, ist es wichtig, dass eine Unternehmenspolitik explizit entwickelt ist. Diese muss allen Mitarbeitern bekannt sein und alle Aspekte der Lebensmittelsicherheit, Nachhaltigkeit aber auch Kundenorientierung enthalten. Die Unternehmensleitung ist dafür verantwortlich, dass alle Mitarbeiter über die einzuhaltenden Mechanismen und Regelungen geschult sind. Hier muss dafür gesorgt werden, dass eine ausreichende Dokumentierung über sowohl die Regelungen als auch die Schulungen vorliegt.

Weiterhin muss die Unternehmensleitung vor dem IFS-Audit prüfen, ob interne Prüfungen und Dokumentationen über das Lebensmittelsicherheits- und Qualitätsmanagementsystem vorliegen oder ob diese vor dem Audit nachgeholt werden müssen. Sollte diese interne Überprüfung länger als 12 Monate her sein, muss die Unternehmensleitung vor dem IFS-Audit eine Betriebsbegehung durchführen, die die Infrastruktur von SOJALEBEN und das Arbeitsumfeld überprüft.

4.2 Lebensmittelsicherheits- und Qualitätsmanagementsystem

Für ein einwandfrei funktionierendes Qualitätsmanagementsystem ist es nötwendig, spezifische Qualitätsrichtlinien zu entwickeln. Diese sollen die herausragende Qualität gewährleisten, die SOJALEBEN für die Verwendung ihrer Produkte in Großküchen und Wellness-Hotels anstrebt. Diese Richtlinien sollten präzise und eindeutig formuliert sein und sich sowohl an Produktqualität und Lebensmittelsicherheit als auch der Kundenzufriedenheit orientieren.

Weiterhin müssen detaillierte Verfahrensanweisungen für die Herstellung der einzelnen Produkte aus dem Sortiment, einschließlich genauer Rezepturen, Prozessparameter und Qualitätskontrollpunkte in das Dokumentenmanagementsystem integriert werden. Beschrieben werden sollen hier einzelne Handlungsabläufe und Kontrollmaßnahmen. Ebenso sollten Standards für die Rohstoffqualität festgelegt werden, um sicher zu stellen, dass nur hochwertige Produkte verarbeitet werden. Um dies umzusetzen ist ein effizientes Dokumentenlenkungssystem notwendig. Die Dokumente müssen allen Mitarbeitern frei zugänglich sein.

Um der optimalen Lebensmittelsicherheit gerecht zu werden, ist eine Gefahrenanalyse aller Phasen der Produktion und Lieferkette einzuschließen. Dazu gehört sowohl die Beschaffung der Rohstoffe als auch die Verarbeitung, Verpackung und Auslieferung an den Kunden. Wichtig ist, mögliche qualitätsmindernde Gefahren wie mikrobiologische Kontaminationen, Allergene oder physikalische und chemische Einflüsse, die zu einer Veränderung der Sensorik des Produkts führen würden, zu berücksichtigen.

Im Zusammenhang mit dem Lebensmittelsicherheitssystem steht das für Lebensmittelbetriebe vorgeschriebene HACCP-System. Dieses muss ordnungsgemäß implementiert, dokumentiert und überwacht sein. Es muss „den Grundsätzen des Codex Alimentarius, Guter Herstellungspraxis und Guter Hygienepraxis folg[en]" (IFS, 2023, S. 57). Auch für die Auditoren müssen diese Dokumentationen und Planungen zugänglich und aktuell sein. Weiterhin müssen (auch im Rahmen des HACCP-Konzepts) regelmäßige Produktkontrollen erfolgen, um die mikrobiologische Sicherheit zu gewährleisten. Dazu sollten sowohl Rohstoff- als auch Endproduktkontrollen durchgeführt werden.

Eine Rückverfolgbarkeit der Produkte von Anfang bis Ende der Lieferkette muss gewährleistet sein, weshalb ein effektives System erarbeitet werden sollte.

4.3 Ressourcenmanagement

Im Zusammenhang mit dem Ressourcenmanagement stehen vor allem Personalbelange. Das betrifft sowohl die Professionalität der Mitarbeiter (fachgerecht ausgebildet und befähigt, ihre Tätigkeiten durchzuführen) als auch Personalhygiene. Vor der Begehung durch den IFS-Auditor ist sicherzustellen, dass betriebsinterne Vorgaben zur Personalhygiene dokumentiert sind und von allen Mitarbeitern angewandt werden. Ein weiterer wichtiger Aspekt ist die Aktualität der Hygieneschulungen. Diese sollten in regelmäßigen Abständen erfolgen und immer wieder aufgefrischt werden.

4.4   Operative Abläufe

Die operativen Abläufe nehmen den größten Teilbereich ein. Für eine bessere Strukturierung wird dies daher nochmals untergliedert.

4.4.1 Kundenorientierung

Ein wichtiger Aspekt für die Zertifizierung nach IFS Food ist die Kommunikation mit dem Kunden und die Einhaltung von vertraglichen Bedingungen. Es sollte daher nochmals überprüft werden, ob alle Bedingungen, die SOJALEBEN mit ihren Kunden vereinbart hat, eingehalten werden. Hier muss insbesondere berücksichtigt werden, ob es unterschiedliche Anforderungen an Rezepturen, Verpackung oder Etikettierung gibt, wenn Produkte an die Großküchen oder an Wellness-Hotels ausgeliefert werden. Ebenfalls sollten die gesonderten Rahmenbedingungen, die es nun mit dem Supermarktkonzern gibt, berücksichtigt werden.

4.4.2 Spezifikationen, Rezepturen, Produktentwicklung

Eine lückenlose Dokumentation ist über den gesamten Prozess der Herstellung wichtig. SOJALEBEN muss dabei darauf achten, dass alle Rohwaren (sowohl Rohstoffe für die Herstellung der Produkte als auch Verpackungsmaterialien) ausreichend spezifiziert sind. Auch die Produktentwicklung muss jegliche Änderungen oder Neuerungen dokumentieren und sicherstellen, dass diese sicher ist. Das kann über verschiedene Labortests erfolgen, wie Haltbarkeitstests oder mikrobiologische sowie chemisch-physikalische Untersuchungen. In Bezug auf das bevorstehende Audit sollte auch hier überprüft werden, ob die Unterlagen vollständig sind.

4.4.3 Einkauf und Produktverpackung

Die Beschaffung der Rohwaren, der Zwischenprodukte sowie von Verpackungsmaterialien muss qualitativ auf hohem Niveau sein. Wie auch bei den vorherigen Punkten ist hier eine Dokumentation der Überprüfungen wichtig und sollte vorhanden sein. Beispiele dafür sind die Sicherstellung von Qualitätsstandards bei den Lieferanten, die genaue Auswahl von zuverlässigen Lieferanten und die kontinuierliche Überprüfung der Leistungen und der Qualität der Lieferanten und der Rohstoffe (z.B. Sojabohnen). Hierbei können regelmäßige Lieferantenaudits helfen, um Risiken frühzeitig zu identifizieren. Auch sollte durch eine transparente Kommunikation mit den Lieferanten sichergestellt werden, dass alle Informationen über mögliche Veränderungen von Qualitäts- bzw. Sicherheitsaspekte erhalten werden.

Alle zugekauften Waren und Dienstleistungen müssen regelmäßig überprüft werden und dies muss dokumentiert sein. Dies gilt auch für die Verpackungen der Produkte. Es muss durch regelmäßige Laboranalysen bestätigt werden, dass die verschiedenen Verpackungen und Verpackungsmaterialien unbedenklich sind.

4.4.4 Betriebsstandort, Räumlichkeiten

Sowohl das Außengelände als auch die Räumlichkeiten im Betrieb (Produktions- sowie Lagerräumlichkeiten) müssen dokumentiert auf ihre Unbedenklichkeit im Zusammenhang mit der Lebensmittelsicherheit getestet sein. Dazu zählen eine passende Anlagengestaltung aber auch Bestandteile wie Fußböden, Wände, Fenster usw. Weiterhin gehören dazu auch die korrekte Reinigung sowie ein funktionierendes Abfallmanagement und der korrekte Umgang mit Fremdmaterialien und -chemikalien. Auch ein Schädlings-Monitoring ist wichtig, um bei Befall zeitnah Maßnahmen zu treffen. Das gilt sowohl für hierzulande auftretende Schädlingsbefälle wie Mäuse aber auch für rohstoffspezifische. Soja gilt zwar als robuste Pflanze mit natürlicher Widerstandsfähigkeit, jedoch können auch hier entsprechende Schädlingsbefälle auftreten (farmsaat, n.D.). Eine Betriebsbegehung ist hier das Mittel der Wahl, um vor dem IFS-Audit festzustellen, ob die logistischen Anforderungen erreicht sind.

4.4.5 Rückverfolgbarkeit

Die Rückverfolgbarkeit aller Schritten der Lieferkette (von Beschaffung der Rohstoffe über die Produktion bis hin zur Verpackung, Lagerung und Auslieferung) ist ein wichtiger Aspekt. Es sollte überprüft werden, ob eine ausreichende Dokumentation vorliegt.

4.5 Messungen, Analyse, Verbesserungen

Interne Audits können dabei helfen, auf Probleme aufmerksam zu werden, die beim offiziellen IFS-Audit zu einer Nicht-Ausstellung des Zertifikats führen könnte. Jedoch sind interne Audits nicht nur im Rahmen der Vorbereitung auf eine Zertifizierung sinnvoll, sondern sorgen dafür, dass die Qualität von SOJALEBEN kontinuierlich erhalten oder verbessert wird.

Dabei ist nach den üblichen Schritten für interne Audits vorzugehen. Dabei wird zuerst festgelegt, welchen Umfang das Audit haben soll und welche Bereiche überprüft werden sollen. Dabei kann der Auditplan Aspekte wie Hygiene, Dokumentationen, Schulungen, Rückverfolgbarkeit usw. umfassen. Anschließend wird ein Audit-Team gebildet, die das Audit durchführen. Dazu müssen sie entsprechend befähigt sein. Nach der Durchführung folgt die Rückmeldung und Bewertung und anschließend eine Maßnahmenfestlegung und -implementierung (operations1, n.D.).

Wie bereits angesprochen ist eine laufende Kontrolle der Produktqualität wichtig. Die Produkttests auf Mikrobiologie, chemisch-physikalische sowie sensorische Aspekte ist mit Rohstoffen, Zwischen- und Endprodukten durchzuführen. Die Dokumentation davon muss einzusehen sein. Weiterhin ist es notwendig, dass genau dokumentiert ist, wie mit Produktrückrufen umgegangen wird. Dazu zählen unter anderem die Schulung der verantwortlichen Person und der Kommunikationsplan.

4.6 Fokus: KO-Anforderungen und Majoren

Hervorzuheben sind in diesem Grobkonzept die Begriffe der KO-Anforderungen und des Majors. Es ist von Vorteil, wenn in der Vorbereitung auf das Audit hier ein gesonderter Fokus gelegt wird, da diese eine Zertifizierung maßgeblich beeinflussen. Gravierende Abweichungen (sog. Nichtkonformitäten) der Forderungen können als Major bewertet werden. Dies ist der Fall, „wenn es zu einem erheblichen Versäumnis bei der Erfüllung der Standardanforderungen bzw. zu einem möglicherweise ernsthaften Gesundheitsrisiko infolge der Nichterfüllung kommt" (auditpartner, n.D.). Bei einer Major-Nichtkonformität kommt es zu 15% Abzug von der möglichen Gesamtpunktzahl und einer Verweigerung des Zertifikats. Jedes Kriterium kann zu einem Major führen, weswegen die genaue Vorbereitung wichtig ist.

Insbesondere muss ein Fokus auf die KO-Anforderungen gelegt werden. Diese sind „essentiell und betreffen Schlüsselthemen, die vom Produktionsstandort umgesetzt werden müssen" (IFS, 2023, 39). Werden diese nicht umgesetzt, führt dies automatisch dazu, dass kein Zertifikat ausgestellt werden kann. Es sind die folgenden zehn Anforderungen als KO-Anforderungen definiert. Diese sollten gesondert in Vorbereitung auf das Audit überprüft werden.

- Verantwortung der Unternehmensleitung
- Überwachung der CCPs
- Personalhygiene
- Kundenvereinbarung
- Rohwarenspezifikationen
- Fremdmaterial-Risikominderung
- Rückverfolgbarkeit
- Interne Audits
- Verfahren zu Produktrückruf/ -rücknahme
- Korrekturmaßnahmen

5 Praktische Schritte und Zeitplan

Um einen Puffer für unerwartete Ereignisse einzuplanen, ist der Zeitplan auf acht Wochen ausgelegt. So bleiben am Ende zwei Wochen für zusätzliche Korrekturen oder Unerwartetes. Im Fall von SOJALEBEN ist das letzte interne Audit schon zu lange her, weshalb in den zehn Wochen bis zur Prüfung noch eines durchgeführt werden muss.

Tabelle 1: Zeitplan für die Vorbereitung auf das IFS-Audit

Schritte	Zeit
Überprüfung, ob alle Dokumente vorhanden sind	Woche 1-2
Überprüfung, ob Mitarbeiter offene Schulungen haben	Woche 1-2
Kontrolle, ob Laboranalysen ordnungsgemäß durchgeführt werden • Rohstoffkontrolle • Verpackung/Lagerung • Endproduktkontrolle • Dokumentation der Ergebnisse	kontinuierlich

Vorbereitung internes Audit	Woche 1-2
Durchführung internes Audit	Woche 3
Auswertung internes Audit	Woche 4-5
Evtl. Umsetzung von Maßnahmen	Woche 6-7
Dokumentation des Audits, der Maßnahmen und der Umsetzung	Woche 8
Betriebsbegehungen • zur Auffrischung von veralteten (in Woche 1-2 festgestellten) Dokumentationen • zur Kontrolle des laufenden Produktionsbetriebs	Woche 3-5
Erneuerungen der Dokumentationen anhand der Betriebsbegehungen	Woche 6-8
Wenn notwendig: Umsetzung von Maßnahmen zur Behebung von Mängeln	Woche 6-8
Fokus: KO-Anforderungen • Insbesondere Begutachtung der KO-Anforderungen • Umsetzung von Maßnahmen, falls notwendig	Woche 1-8
Nachzuholende Mitarbeiterschulungen	Woche 6-8

6 Aufgabenplan

Die verschiedenen Aufgaben sind in der Firma verschiedenen Positionen zuzuordnen, sodass ein Aufgabenplan entwickelt werden kann. Wichtig ist hierbei zu beachten, dass nicht der Großteil der 50 Mitarbeiter für die Vorbereitung auf das Audit eingesetzt werden kann. Die Produktion, die Qualitätssicherung und der Vertrieb müssen nach wie vor laufen. Als Verantwortliche für die Vorbereitung auf das Audit kommen nur entsprechende Teamleiter oder Abteilungsleiter in Frage. Diese müssen die zusätzlichen Aufgaben neben ihren alltäglichen Tätigkeiten für eine laufende Produktion bewältigen.

6.1 Überprüfung auf vorhandene Dokumente

Die Überprüfung findet Kategorie-spezifisch statt. Dabei ist jede Abteilung des Betriebs dafür verantwortlich, zu überprüfen, ob ausreichende Dokumentationen vorhanden sind. Ebenso ist jede Abteilung für eine notwendige Korrektur verantwortlich. Die einzelnen Verantwortlichkeiten können Tabelle 2 entnommen werden.

Tabelle 2: Dokumentationen und verantwortliche Abteilungen

Dokumentation	Verantwortliche Abteilung
Unternehmenspolitik (ausformuliert vorhanden und zugänglich für alle Mitarbeiter)	Unternehmensführung
Herstellungsanweisung für die Produkte inkl. Rezepturen, Prozessparameter und Anlagenspezifikationen	Produktion
HACCP-Konzept	Qualitätsmanagement/QMB
Rückverfolgbarkeit der Produkte	Labor Qualitätssicherung
Produktentwicklungen und Neuerungen	Produktentwicklung
Einkäufe der Rohwaren, Verkauf der Produkte	Vertrieb
Betriebsstandort und Räumlichkeiten	Qualitätsmanagement

6.2 Mitarbeiterschulungen

Die Kontrolle der Mitarbeiterschulungen und die Organisation von noch offenen Schulungen obliegt den Mitarbeitern des Qualitätsmanagements. Die Organisation findet in Absprache mit den Teamleitern der jeweiligen Abteilung statt, sodass zeiteffizient offene Schulungen organisiert werden können. Hierbei kann davon ausgegangen werden, dass SOJALEBEN als mittelständiges Unternehmen ein System implementiert hat, welches die Dokumentation und Übersicht über ihre Mitarbeiter und zugehörige Schulungen veranschaulicht.

6.3 Laboranalysen

Die Laboranalysen müssen kontinuierlich durchgeführt werden, um eine gleichbleibende Produktqualität zu gewährleisten. Dies ist in der Verantwortung des Labors für Qualitätssicherung und sollte zum normalen „Tagesgeschäft" gehören. Der Teamleitung des Labors kommt nun zusätzlich die Aufgabe zu, zu überprüfen, ob entsprechende Dokumentationen vorliegen.

6.4 Interne Audits

Da SOJALEBEN schon vorher interne Audits durchgeführt hat, wird das Auditteam so gebildet, wie es zuvor schon der Fall war. Hierbei werden qualifizierte Auditoren für das Auditteam festgelegt. Dies sind zumeist Mitarbeiter des Qualitätsmanagements. In enger Zusammenarbeit mit der Unternehmensleitung wird das Audit nach allen bekannten Punkten durchgeführt. Sollten Maßnahmen ergriffen werden, werden diese in Absprache mit den entsprechenden Abteilungen implementiert.

6.5 Betriebsbegehungen

Die Betriebsbegehungen werden von einem Team mit Mitarbeitern aus der Unternehmensführung und den Abteilungsleitungen jeder Abteilung inkl. Teamleitern aus jeder Abteilung durchgeführt. Hierbei soll sichergestellt werden, dass die jeweils Verantwortlichen einer Abteilung durch

9

Abteilungsunabhängige kontrolliert werden und darauf aufmerksam gemacht werden, was verbessert werden muss. Die anschließende Umsetzung und Dokumentation obliegt dann aber jedem Abteilungs-/Teamleiter. Die Betriebsbegehungen sollten jeden Bereich des Betriebs umfassen, weshalb dafür drei Wochen angesetzt sind.

6.6 Fokus: KO-Anforderungen

Da ein gesonderter Wert den KO-Anforderungen beikommt, wird eine Gruppe, bestehend aus Vertretern der Unternehmensleitung und des Qualitätsmanagements, gebildet. Diese soll sich speziell nur um die KO-Anforderungen kümmern. So werden diese zwar doppelt kontrolliert (von der jeweiligen Abteilung und vom „KO-Team"), dies trägt aber nur dazu bei, dass sie entsprechend genau geprüft werden. Die zehn KO-Anforderungen werden explizit begutachtet und falls Maßnahmen erforderlich sind, diese vom KO-Team in Rücksprache mit den betroffenen Abteilungen erarbeitet. So soll verhindert werden, dass doppelt Maßnahmen erstellt werden. Anschließend werden die Maßnahmen umgesetzt, was erneut in der Verantwortung der einzelnen Abteilungen liegt.

7 Fazit

Die Vorbereitung auf eine IFS Food Zertifizierung benötigt Zeit und Ressourcen. Dabei ist es für ein mittelständiges Unternehmen wie SOJALEBEN mit „nur" drei Produktlinien und 50 Mitarbeitern durchaus machbar sich auf dieses in zehn Wochen vorzubereiten. Voraussetzung dafür ist, dass alle Abteilungen geschlossen zusammenarbeiten müssen und die Dokumentation und die Betriebsabläufe sich von vornherein an entsprechenden Standards orientieren. Da es sich um einen Familienbetrieb handelt, sollte diese Zusammenarbeit leichter zu organisieren sein, als wenn es ein Großkonzern betreffen würde. Das vorgestellte Grobkonzept und der Ablaufplan bietet eine Orientierungsmöglichkeit für das Unternehmen. Da es an einigen Punkten allgemein formuliert wurde, ist eine Anpassung an unerwartete Begebenheiten durchaus möglich. Weiterhin kann das Konzept in der Firma verbleiben und bei Bedarf erneut genutzt werden.

In der Zukunft wird sich ein Unternehmen wie SOJALEBEN darauf einstellen können zu wachsen. Da der Bedarf an Milchalternativprodukten stetig steigt, wird auch die Attraktivität eines familiengeführten mittelständigen Unternehmens dazu führen, dass mehr Menschen die Produkte von SOJALEBEN denen von Großkonzernen vorziehen. Sollte sich die Firma nun noch dazu entscheiden, Bio-Zertifizierungen vornehmen zu lassen und ihre Produktion dahingehend auszurichten, würde dies mit hoher Wahrscheinlichkeit zu steigendem Wettbewerbsvorteil führen. Dies gilt auch im Zusammenhang mit einer nachhaltigen Ausrichtung der Produkte und der Produktion (Klima Kontor, 2022). Erfolge sind somit also zu erwarten.

Literaturverzeichnis

auditpartner (n. D.): *IFS-Food Bewertungssystem.* https://www.auditpartner.de/index.php/9-standards/45-ifs-food-bewertungssystem

Bundesministerium für Ernährung und Landwirtschaft (BMEL) (2020): *Deutschland, wie es isst – Der BMEL Ernährungsreport 2020.* Berlin. www.bmel.de/SharedDocs/Downloads/DE/Broschueren/ernaehrungsreport-2020.pdf?__blob=publicationFile&v=23

Bundeszentrum für Ernährung (BZfE) (2021): *Schwerpunkt: Lebensmittelqualität.* Ernährung im Fokus, 02/2021. https://www.bzfe.de/fileadmin/user_upload/5182_2021_eif_x009.pdf

Ellrott, T. (2012): *Aktuelle Trends im Essverhalten.* E&M – Ernährung und Medizin 27, 115–119 (2012); www.ernaehrungspsychologie.org/images/stories/ aktuelle_trends_im_essverhalten.pdf

farmsaat. (n. D.): *Soja anbauen: Probleme durch Krankheiten und Schädlinge.* https://www.farmsaat.de/soja-anbauen/krankheiten-schaedlinge-soja

HACCP und Hygienemanagement. (2023). *Wie verläuft eine IFS Food Zertifizierung & das Zertifizierungsaudit?* https://haccp-hygienemanagement.de/lebensmittelstandards/ifs-zertifizierung/ifs-food-zertifizierung/

IFS Management GmbH (2023): *IFS Food – Standard zur Auditierung der Produkt- und Prozesskonformität in Bezug auf Lebensmittelsicherheit und -qualität.* https://www.ifs-certification.com/images/ifs_documents/IFS_Food_v8_standard_DE_1681804099.pdf

Klima Kontor (2022). *Nachhaltigkeit als Wettbewerbsvorteil.* Klima Kontor – Atmosphäre schaffen. https://klima-kontor.de/2022/04/20/nachhaltigkeit-als-wettbewerbsvorteil/

Lapschieß, R. (n. D.). *Internes Audit.* https://www.qm-lap.de/beratungsleistungen/internes-audit/index.html

Operations1 (n.D.): *Das interne Audit: Ablauf & Vorteile.* https://operations1.com/de/glossar/internes-audit

Stücher, K. (n.D.): *Milchalternativen im Trend.* Ernährungsstudio by Nestlé. https://www.ernaehrungsstudio.de/magazin/milchalternativen-im-trend

t2informatik GmbH. (2023). *Was ist eine Best Practice? - Wissen kompakt.* https://t2informatik.de/wissen-kompakt/best-practice/

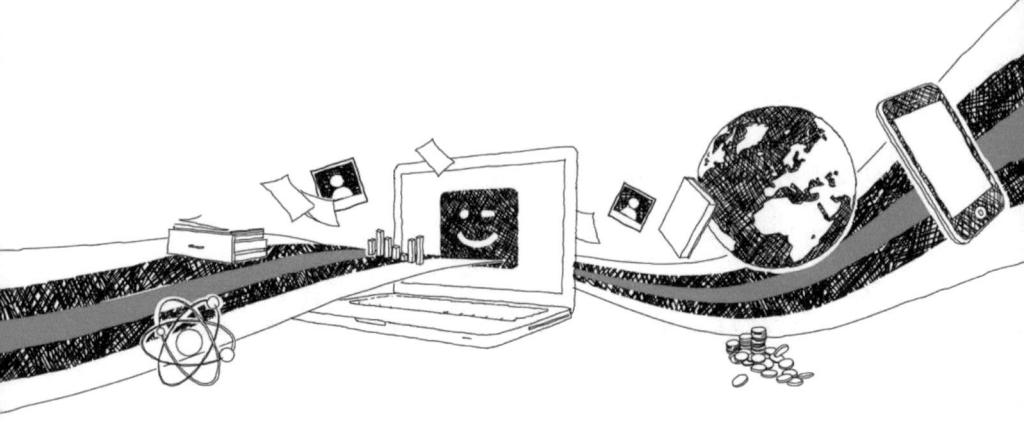
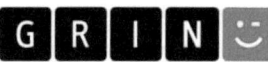